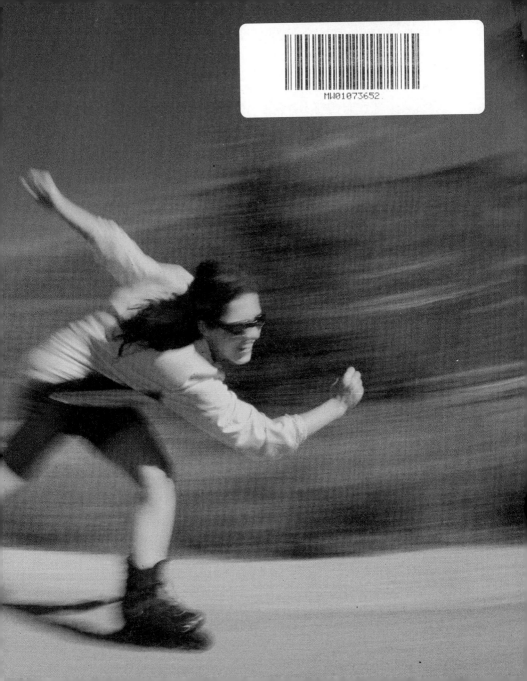

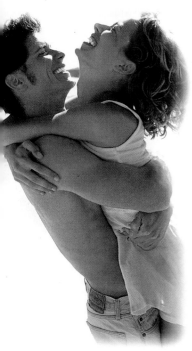

Contenido

Adiós tristeza

Ser feliz: Su meta

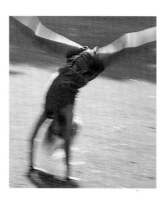

Adiós tristeza

"¿Qué tal?"
"Bueno, podría estar mejor…"

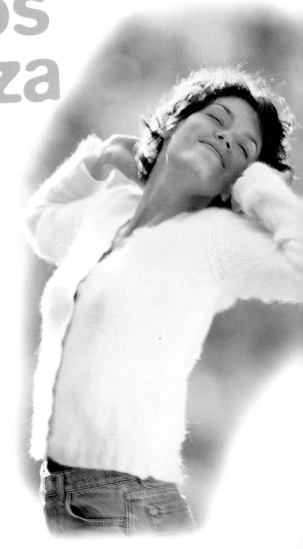

Existen muchas razones para encontrarse mal. Nadie está siempre de buen humor, incluso hoy se cuestiona a menudo: Sentirse superbién está "de moda". Por otra parte, a nadie le gusta sentirse mal.

Aprender a sobrellevar los malos sentimientos, desviar un bajón eminente o salir rápidamente de un pozo, quién sabe, sentirse bien es sencillamente ¡cómo va!

Vivir con
ganas y
humor

De hecho, ¿qué significa sentirse bien? No necesariamente debe significar ir "flipado" por los alrededores; feliz naturalmente, como cuando se está enamorado o totalmente entusiasmado por alguna cosa. Estas rachas siempre son bienvenidas.

Sentirse bien puede significar sencillamente disfrutar de la vida, ver en todo la parte positiva, alegrarse de las pequeñeces, vivir de forma auténtica y lleno de energía. Estar contento y abierto a lo nuevo. Sentirse bien con otra gente y tratarlos cordialmente.

Sobrellevarlo con cordialidad es tanto como cuidar de su bienestar…

Como quiera que sea, sentirse bien es una situación muy agradable y conlleva muchas ventajas.

Lo que el buen humor supone

La vida resulta más fácil, se posee energía para quién sabe qué, los problemas se llevan de otra forma, con los amigos es fenomenal, todo es más divertido.

La irradiación positiva consigue simpatía, con la gente feliz todo el mundo se siente a gusto. Se confía en ellos mucho más que en los amargados. Por último, quien está de mal humor no puede hacer mucho por sí mismo, ni por los que le rodean. Quien, por el contrario, se siente bien recibe un *feedback* positivo y ello contribuye a construir el mejor camino hacia el éxito.

También la salud ayuda al buen humor: está comprobado que refuerza el sistema inmune.

información:

¿FORZADO A RESPLANDECER?

Sentirse bien es algo maravilloso: Pero no solamente eventualmente y sin constancia alguna. El buen humor es para los demás una cuestión de poder. A veces nos sentimos ahogados y nos arrastramos sin ganas por los alrededores. También el enfado, la pena, el agotamiento forman parte de la vida. Ningún humano puede sentirse siempre resplandeciente. Sentirse bien no significa, de ningún modo, tener que estar siempre alegre y feliz. También significa ser honesto: No guardar rencor, no tener que amoldarse siempre, estar unido a su fuerza, sentirse lleno de energía creativa y vivir todas las facetas de la vida; también el dolor, la pena, el miedo, la pérdida de ánimo, la agresividad, lo infantil y lo adulto… en definitiva, todo lo que conforma la vida.

Este libro no es un prefacio para crear una imagen maravillosa, sino para hacer algo bueno con uno mismo – para que le vaya bien lo más a menudo posible. Incluso en las situaciones difíciles. Cuanto más se preocupe por sentirse bien, más a menudo lo conseguirá.

¿Lo lleva mal?

Todo puede echar a perder nuestro ánimo: peleas en el trabajo, alterarse constantemente, el estrés, bajadas en las hormonas, discusiones, preocupación…

El estado de ánimo pesimista tiene mucho que ver con la predisposición interior y para que nos olvidemos del estrés diario debemos tener cuidado.

¿Y qué puede ayudarnos?

Básicamente nadie debe cambiar para que le vaya mejor, sino que más bien se trata de reforzar las capacidades y de despertar aquellas que permanecían dormidas.

La clave es el cuidado, en todos los sentidos:
● Cuidado con uno mismo y con los sentimientos.
● Cuidar los pensamientos negativos.
● Afrontar el mundo positivamente.
● Disfrutar con todos los sentidos de lo que nos ofrece el instante.

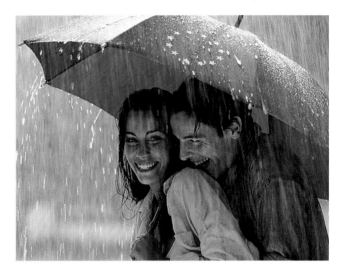

No perder el humor en ningún momento resulta realmente importante en los momentos de estrés. El buen humor es la mejor autoprotección.

● Tratar a los demás con respeto y mantenernos en el centro para equilibrar la tensión y el relax, el trabajo y la razón.
● Vivir de forma alegre protegiéndonos con pensamientos y cosas agradables.

Creadores de estados de ánimo

Luz, aroma, música, color, comida, relax, acción, sonrisas, amigos… Con los múltiples consejos de este libro, seguro que logrará crear su propio estado de ánimo para sentirse mejor y salir a flote de forma más rápida.

Precisamente cuando la necesidad es mayor, deseamos por todos los medios no decaer, pero ¿qué podría ayudarnos? Parece como si las ideas se hubiesen esfumado. Utilice usted este libro como un manantial de ideas, guía de primeros auxilios o chuleta. Obséquiese cada día con algo que ponga de relieve el alma, que retenga el temor y se fortalezca en los momentos de estrés.

La **tristeza** también pertenece a ello

La vida es un constante ir y venir. Ningún sentimiento bueno dura eternamente, pero, que sirva de consuelo, tampoco ninguno malo.

Los abismos son a la vida lo que las sombras a la luz. Los abismos del alma son fases en las que nosotros mismos nos enfrentamos a nuestros problemas y de ellos aprendemos día a día.

Visto de este modo, también los abismos tienen sentido.

Aceptar los sentimientos

No reaccione de forma indiferente contra los sentimientos desagradables. Quien vive bajo el lema de "un indio no conoce el dolor", gasta mucha energía en la resistencia. Todo estado de ánimo desagradable, todo sentimiento negativo tiene una razón de ser y quiere que se le preste atención. Los sentimientos son una parte importante de usted, permítalos que estén ahí, no intente juzgarlos ni condenarlos. Los sentimientos que tenemos y que reflejamos pueden fluir y cambiar fácilmente, como todo lo que en el río fluye.

Los sentimientos reprimidos acabarán convirtiéndose en tormentos

Los sentimientos reprimidos y las necesidades a las que no se les presta atención acabarán boicoteando el buen humor. Puede cambiar súbitamente de estado de ánimo depresivo, mostrarse en una lucha constante contra el estado de ánimo, estar descontento permanentemente, desviarlo a otras acciones (comer dulces, ir de compras) o convertirlos en una queja física: "La cabeza me estalla, estoy harto, me sienta como una patada…", son expresiones que provienen y hacen referencia a ello. Cuando el alma se siente abandonada, se hace patente de forma física, hasta el extremo de llegar a enfermedades preocupantes.

consejo:

DIAGNÓSTICO, DEPRESIÓN

Los consejos de este libro pueden ayudar contra el mal humor en el estado de ánimo depresivo. Quien se encuentre en una depresión aguda necesita otro tipo de ayuda.

● ¿Se encuentra mal casualmente, o desde hace ya mucho tiempo no tiene ganas de emprender nada, y se siente intranquilo interiormente? ¿Se siente incapaz, falto de valor, tiene miedo? ¿Padece insomnio o diferentes males físicos?

● ¿Quizá también haya momentos en los que se sienta tan bien que incluso comete alguna locura, de la cual después se arrepiente, o puede conllevarle problemas?

Entonces, puede que usted no esté pasando simplemente una mala racha, sino que sufra una depresión.

Visite a su médico de cabecera o naturista, quien le remitirá, si es necesario, al psiquiatra o psicoterapeuta. Allí le ayudarán.

¿Alma o "patrón"?

No todo estado de ánimo malo lo origina un sentimiento profundo. A menudo nos puede echar a perder el día el hecho de pensar de forma negativa (véase pág. 20). Es mejor no ceder. Aceptarlo, sí, y enfrentarse a ello (véase pág. 21), pero sin hundirse, sino reaccionando de forma positiva.

Espacio para los sentimientos

Si usted se siente realmente triste, furioso, infeliz o totalmente agotado, entonces intente practicar los siguientes ejercicios:

➤ Busque un lugar tranquilo donde no le molesten.

1. Sienta su interior: ¿Dónde se aloja el dolor? ¿Cómo lo siente en su cuerpo? Salúdele, permítale estar ahí. No lo evalúe, no lo oprima más.

2. Permita fluir al sentimiento con la respiración, extenderse por el cuerpo. En-

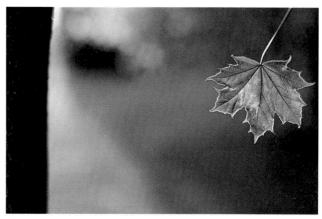

Los sentimientos son algo muy frágil, necesitan tiempo y espacio para no hundirse; los sentimientos a los que no se presta la debida atención le acabarán complicando la vida.

tréguese totalmente a lo que siente.

3. Exprésalo con la voz y los gestos: Deje que fluyan las lágrimas, gima, insulte, quéjese, golpee el cojín; todo lo que deba ser, que sea. También, incluso que usted transforme ese sentimiento. Pero tenga cuidado si el sentimiento se transforma en compasión, pues es arriesgado permitirle mucho espacio, ya que la compasión es el mejor medio para sentirse verdaderamente mal.

4. Cuando tenga suficiente, coloque sus manos sobre el vientre y pecho, respire durante un momento y siéntalo.

5. Escriba todo lo que le venga a la mente, sin reflexionar sobre ello, sin darle importancia.

6. Para finalizar siéntase fuerte, inspire repetidas veces de forma profunda y regrese a la rutina diaria.

Estrés: válvula de escape

Cuando todo es demasiado, cuando lo abandonaría todo (véase pág. 11), o simplemente cuando está muy furioso:

➤ Coja un par de cojines y arrójelos con toda su fuerza contra el suelo. Quizá haya palabras que se le escapen, como: "¡Conmigo no! ¡Déjame en paz! ¡No quiero! Mi…".

➤ O si prefiere dar golpes contra algo al estilo boxeador, golpee contra un colchón y dele con toda su fuerza.

Haga lo uno o lo otro a menudo, hasta que se sienta lleno de poder. Cuando sea suficiente:

➤ Respire hondo, gire los hombros, brazos, piernas, trasero, y sienta durante un momento cómo le va ahora. ¿Cómo se siente su cuerpo? ¿Qué ha cambiado? ¿Quizá desee escribirlo?

Conseguir la tranquilidad

➤ A veces resulta mejor conseguir la tranquilidad, relajar-

se totalmente. Eso nos dirige hacia el exterior, a una profunda emoción de tranquilidad y predisposición (véase pág. 18).

"No siento nada"

Quizá usted se siente mal pero no puede decir nada acerca del sentimiento que experimenta. Puede que no esté acostumbrado a prestar mucha atención a los sentimientos; para poder seguir funcionando, simplemente los ha dejado de lado.

Puede que otorgar a los sentimientos un espacio le suponga un riesgo, pero le resultará un gran enriquecimiento.

Solicite ayuda

Resulta de gran ayuda para mucha gente buscarse a un psicoterapeuta que proteja su desarrollo y comprenda sus sentimientos.

consejo:

¿MANTENER LA CONDUCTA?

La conducta del cuerpo influye sobre el estado de ánimo. ¿En qué busca usted apoyo habitualmente? Siéntalo por un momento, ¿en qué se respalda? ¿Por qué se siente realmente hundido?

➤ Así podrá sentir y dejar fluir su fuerza: sienta el suelo bajo sus pies, doble ligeramente las rodillas, relaje la pelvis y las nalgas, levante el busto, saque pecho, relaje los hombros y la nuca, enderece la cabeza de forma flexible (como si estuviese sujeta por hilos), incline la frente suavemente hacia el pecho, mire recto. ¿Cómo se siente?

➤ Y ahora avance un par de pasos en esta posición. En lugar de ir dando tumbos o correr de forma ajetreada, aligere el paso, en posición recta, estire los pies, deje colgar los brazos y respire hondo.

Buenas razones
para sentirse mal

Hay gente que no consigue tranquilizarse de ninguna forma, otras que se derrumban ante lo más mínimos y seguro, que diariamente suceden cosas que ponen a prueba nuestro buen humor.

El gris de las mañanas grises

Para muchos la miseria ya tiene lugar a primera hora del día.

Gruñón mañanero

Tener que levantarse puede llegar a ser un tormento. Hasta diez veces llega a sonar el despertador o simplemente lo ignoramos y, de repente, ya es demasiado tarde, como siempre: gran temor a tener que ducharse, beber un café y, como de costumbre, nos dirigimos al trabajo gruñendo, con los ojos medio cerrados, lamentándonos de que la vida es una condena...

Tampoco el que duerme mal o le cuesta dormir está precisamente en plena forma por las mañanas. Dormir demasiado poco puede acabar con uno. No sólo por las ojeras, sino porque está constantemente cansado, nervioso, desconcentrado y pasivo, sin ninguna posibilidad para el buen humor.

Los lunes por la mañana son tristes

El fin de semana fue genial y ahora tener que volver a la vida cotidiana es horrible... O: el fin de semana no fue bien, no nos hemos podido recuperar y ahora tenemos que continuar con el estrés; horrible de imaginar...

➤ Encontrará muchos consejos útiles para comenzar el día de forma fácil en la página 37.

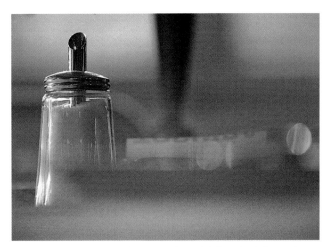

¿Sombría perspectiva? ¿Todo es gris sobre gris? Cuando el día comienza así, es necesario que haga algo al respecto para sentirse bien.

La frustración cotidiana

Atacado de los nervios

El trabajo no nos divierte, los amigos están como una cabra, nuestra madre nos acosa con preguntas constantemente, los pantalones preferidos no nos entran otra vez y el coche hace ruidos muy raros... Parece como si todo se volviese contra nosotros: tres visitas la misma tarde, cuando resulta que no hemos tenido ninguna durante la semana, o sencillamente, crisis en todos los sentidos.

Mañana, mañana ¡pero no hoy!

Una carta sin contestar desde hace tiempo, pagar los impuestos sin más demora, debería limpiar las ventanas, responder a una llamada... Dejamos de lado las cosas indefinidamente, porque nos sale más a cuenta hacernos cargo de la mala conciencia que superar las grandes barreras. Éste es un método ideal para estropearnos el buen humor.

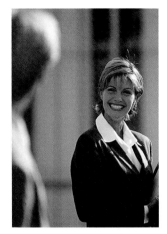

Brillar a cualquier precio... ¿incluso cuando es pura fachada?

Estrés eterno

¿Ya no sabe diferenciar lo que prevalece de lo que no? ¿Lo uno se superpone a lo otro y apenas tiene tiempo para poder respirar? ¿El día está tan saturado que no sabe cómo conseguirá arreglárselas? ¿Lo mejor sería renunciar a todo y largarse?

¡Pues hágalo! En serio: la mejor ayuda contra el estrés consiste en sentirlo físicamente. Al fin y al cabo, cuando se está estresado el cuerpo reacciona de forma prematura, es como cuando a nuestro

bisabuelo le atacaban y estaba entre la lucha y la huida: despedía adrenalina y ésta debía ser reconstruida de nuevo. Si esto no fuera así, padeceríamos constantemente una enfermedad.

➤ Pasar de todo o abordarlo: encontrará ejercicios al respecto en la página 9.

➤ Esfumarse (la huida): ¿Qué tal si da un paseo dinámico o monta en bicicleta de forma enérgica? Cada clase de deporte, incluso le permite al cuerpo y al alma liberarse de la presión.

➤ Concédase algún capricho: un baño aromático, buena música, masajes... (páginas 30-32).

➤ Conseguir la tranquilidad interior y exterior (página 17).

➤ Cambiar la actitud interior (página 20).

➤ Construir la montaña de forma sistemática (página 40).

Por cierto: "No tengo tiempo". ¡No es ninguna excusa! Se trata de su tiempo y de su salud. Nada es más importante que eso.

Hasta que recaiga...

¿Pertenece usted al tipo de personas que cree que lo conseguirá por sí mismo, hasta que recae? Es una forma muy arcaica de pensar (pág. 20) y no se corresponde con la realidad. Ya que debería dejarse ayudar:

➤ Empezando por delegar algunas tareas; hasta llegar a mantener una charla con un psicoterapeuta, puede serle de gran ayuda: sólo hay que pedir ayuda. Ello resulta a menudo difícil, porque ¿cómo pueden percatarse los demás de que usted necesita ayuda si sigue conservando su fachada? Sea sincero consigo mismo y solicite ayuda más a menudo.

Miedo a...

Un nuevo trabajo, una conversación complicada, un examen importante; esas cosas acostumbran a infundirnos temor.

➤ Acepte usted que eso es así y el miedo no le bloqueará. Sólo los sentimientos que nosotros rechazamos quedan

┌consejo:┐

ESENCIA DE PÉTALOS PARA EL AGUA

Contra el miedo en determinadas situaciones como exámenes, enfrentamientos, el dentista, operaciones, viajes, también contra el estrés y nerviosismo puede utilizar la esencia de pétalos de Bach (en farmacias).

Las gotas de esencia Bach se componen básicamente de una mezcla de cinco clases de pétalos que resulta ideal.

● Vierta una o dos gotas de líquido concentrado en un vaso de agua, bébalo durante la siguiente hora poco a poco; así hasta cinco veces diarias. Antes de una cita importante, debería comenzar con el tratamiento unos días antes.

La esencia de pétalos de Bach puede resultarle muy útil cuando esté de mal humor o disgustado. Se trata de una esencia producida con pétalos muy concretos, que en los años 30 ya desarrolló el doctor Edward Bach. Le protegerá y fortalecerá ante sus miedos, abismos del alma y situaciones de crisis (página 46).

inutilizados. Ese miedo resulta engorroso, por lo que no es muy razonable seguir con él. Haga usted algo al respecto, no caiga en el miedo, sea activo y saque su fuerza interior (ver págs. 22-24).

Pasajes espirituales

Quien tenga que pensar de forma creativa en su trabajo o aprender mucho, conoce ese problema: de algún modo u otro estamos tan saturados que ya no funcionamos.

Tampoco el café, los cigarros o las tabletas de chocolate nos ayudan mucho: el cerebro se declara definitivamente en huelga. No estaría mal irse a dar un paseo, no hacer nada durante un momento o simplemente relajarnos. Pero claro, eso resulta imposible cuando se tiene una cita importante o antes de un examen.

➤ Encontrará recomendaciones muy útiles al respecto en la página 41, ¡para que se impregne de ideas!

Cuando a uno le hacen
los otros
la vida imposible

Convivir no resulta siempre fácil. Pero es una posibilidad maravillosa para aprender mucho sobre uno mismo, siempre que reconozcamos nuestra parte de culpa en el problema.

Tensión tras la pelea

Como siempre que tiene lugar una pelea, sea ésta con agresión o daños físicos, con presiones o lágrimas, con abandono o un sufrido silencio, es una lucha de poder, que devora mucha energía. Tras una pelea sin explicación, uno se siente abatido, amargado, sencillamente mal.

También cuando una charla no ha ido muy bien, cuando no nos hemos llegado a entender o simplemente no hemos sacado nada en claro, nos queda un sabor amargo.

No se trague su furia, exprésela exteriormente, pero no

taladre constantemente a los demás con sus quejas (lo cual conlleva a más estrés). Para ello existen mejores soluciones (página 9).

➤ ¡No busque culpabilidad alguna! Ni en los demás, ni en sí mismo. Para una pelea o enfrentamiento siempre son necesarios dos. Si usted reconoce su parte en el suceso, no se trata de que acepte su culpabilidad, sino que vea si

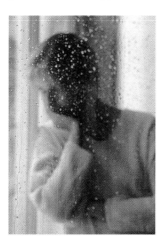

puede cambiar algo, pues sólo puede cambiarse a uno mismo y nunca a los demás.

➤ Lo que resulta provechoso averiguar es ¿cuándo comenzó a ser tensa la comunicación? Normalmente suele ser cuando se tocan los puntos débiles de los demás o el llamado talón de Aquiles, y por ello solemos reaccionar de forma hipersensible: ¿Por qué es usted vulnerable en este punto? ¿De qué tema interior se trata?

Cuando el amor nos preocupa

¿Está usted enamorado de una persona que es un imposible o no le presta la más mínima atención? ¿Quizá de alguien que le ha dejado? ¿Y por eso no para de pensar en dicha persona?

➤ Lo único que puede ayudarle es ¡dejarlo! Mientras sus pensamientos se mantengan enfocados en los demás, en sus fantasías o añoranzas, no se mantiene usted en contacto con su interior, pero, ¿cómo se

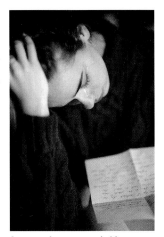

La pena de amor puede bloquear todo y sustraer mucha energía.

desprende uno de ello? En cuanto usted se preste un poco más de atención y viva el instante volverá a sí mismo (página 17).

Separación dolorosa

Si su pareja le ha dejado, quizá se sienta usted asediado por la pena, decepción, furia o miedo. A menudo parece que la única forma de paliar esos sentimientos es trabajando o con otros medios.

➤ Es aconsejable que el dolor disponga de su espacio, retirarnos por un momento, sufrir de forma consciente (página 8).

➤ Intente usted despedirse de forma adecuada. A menudo no nos es posible despedirnos correctamente de nuestra pareja; entonces existe la posibilidad de llevarlo a cabo mediante un ritual interior (recomendaciones página 46).

Abandonado por Dios y por el mundo

Sentirse solo puede llegar a complicarnos la vida. ¿Cómo podemos sentirnos bien? ¿De dónde podemos sacar energía positiva si nadie nos alimenta de ella?

Ése es nuestro lado infantil que a menudo echa de menos la inmunidad, la protección y el afecto.

¿Solo o solitario?

Estar solo puede resultar muy agradable: concentrarse en uno mismo, poder hacer lo que nos apetezca… La soledad es otra cosa, sobre todo la gente soltera conoce ese sentimiento, ¿Vive usted solo y cree que sólo puede ser feliz compartiendo su vida? ¿Qué solo entonces podrá disfrutar de todo? Entonces alégrese lo máximo posible del presente.

➤ ¡Disfrute de algo bueno para usted sólo!, saboréelo plenamente. Eso le aportará un sentimiento de plenitud.

➤ La añoranza de amor, el alargar esta agonía, mengua su calidad de vida, puesto que derrocha energía exteriormente que hace falta interiormente. Utilice usted mismo esa energía, mime su cuerpo y su alma. Sea usted su mejor amigo, "su alimento materno".

Lo paradójico de buscar pareja es que quien más necesitado parece estar, más pronto espanta a los demás, porque siente el vacío que está por llenar. Quien, por el contrario, sabe llenar su interior resulta más atractivo y gusta mucho más a la gente de su entorno.

Un eterno
devenir

Hay días en los que no nos sentimos realmente bien sin saber por qué y otros días estamos muy cansados. El secreto: los ritmos naturales que nos influyen. El ritmo conlleva un orden: entonces la situación de nuestra alma no resulta tan desesperante, ya que estas fases de la vida se pueden planear.

Rhythm & Blues

● Por ejemplo, el biorritmo determinará desde el momento del nacimiento nuestro bienestar. Como un reloj interior, nos marca el ritmo de las fases buenas y malas del cuerpo, espíritu y alma. Quien conoce su biorritmo puede por lo tanto controlar sus propias fases (recomendaciones página 46).

● También nos influyen la luna y sus fases. Se sabe desde hace mucho tiempo que

cuando la luna está en fase menguante las cosas nos van mejor, y viceversa. Quien decida ocuparse de este aspecto tiene que estar de muy buen humor (recomendaciones página 46).

● El cuerpo pasa durante el día por varias etapas. Quien conozca cuáles son sus mejores momentos puede hacer intentos para abordarlo en ese espacio de tiempo y no

esperar a los momentos más críticos para hacerlo.

● Movimiento y reposo, comida y digestión, trabajar y dormir, todo necesita su tiempo en un ritmo equilibrado, como el balanceo de las olas.

● También el horóscopo (que se basa en la fecha de nacimiento, tiempo y lugar) nos ofrece puntos de apoyo que pueden facilitarnos la vida.

consejo:

CON LAS HORMONAS BAJA EL HUMOR

"¡Llevo bien el día!" Ya podemos ir olvidándonos de este dicho, porque la verdad es que a muchas mujeres, especialmente en los días antes de "sus días", no les va bien. Cuando la situación hormonal cambia puede haber falta de ánimos: desde falta de ganas para hacer algo, depresión, hasta la "paleta de síntomas espirituales del síndrome premenstrual" ¿¿¿Síndrome premenstrual??? (SPM). A ello se le unen las quejas físicas, desde inflamación hasta migraña.

➤ Si sigue un calendario, por lo menos estará alertado y sabrá cuál es la razón de su mal humor y sensibilidad, y podrá actuar con cuidado para con los demás y para consigo mismo. Además, existen diferentes medios naturales curativos que pueden calmar el SPM (recomendaciones página 46). Para el bienestar y la relajación son muy buenos los aceites de esencia (página 29).

Ser feliz: su meta

Los mejores métodos para mantener el buen humor

Quienes saben vivir la vida conocen cómo disfrutar del momento en todos los sentidos. Saben el poder de sus pensamientos, e intentan buscar la parte positiva de todo. Quien además sabe aprovechar las cosas placenteras de la vida, tiene todos los números para ser feliz.

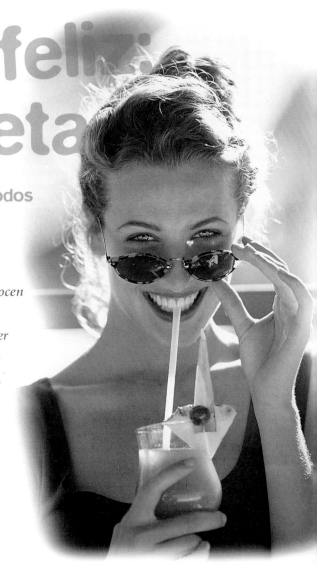

¿Y cuándo, sino ahora?

Quien disfruta en todos los sentidos de la vida, vive de forma consciente cada minuto y está abonado a la felicidad. La precaución es la condición indispensable para poder disfrutar de verdad, ya que sólo lo perceptible puede disfrutarse totalmente.

Volcarse realmente en el momento es algo muy intenso, también por lo que respecta a los sentimientos, tanto positivos como negativos. Quien quiera ser siempre agradable, apenas vivirá la máxima verdadera.

El arte de disfrutar el momento

La suerte yace en el instante que muy a menudo obviamos, pues nos agobia durante todo el día la sensación de no tener ni un minuto libre, hacer todo lo posible a la vez e incluso a veces tener que pensar en respirar, porque nos hemos olvidado de ello.

También los pensamientos se amoldan a la percepción del instante, cuando se está dando vueltas constantemente a imaginaciones, añoranzas, miedos y enfados que ya son agua pasada o ya no tienen solución. Esto no es para nada productivo, sino que favorece mucho más al mal humor... Y dificulta que nos liberemos de las preocupaciones.

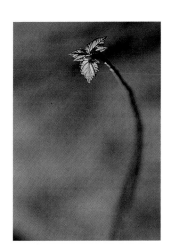

Quien abre los ojos a las pequeñas cosas, siempre va a poder encontrar la felicidad.

Olvídese de sus pensamientos negativos, en tanto que saborea el ahora, en cuanto usted sienta lo que el instante, cada segundo, le ofrece. Esto resulta muy liberador y le abre la puerta a la fuerza interior, que puede aportarle soluciones. Las preocupaciones por contra bloquean esta energía.

Prestar más atención

Concentrarse en uno mismo y en el instante le será más fácil si piensa en algo totalmente fácil, como por ejemplo en respirar.

Así puede usted practicar la atención en todo momento y lugar. No necesita ningún entorno ni tiempo determinado para ello.

Respirar

➤ Siéntese o permanezca de pie de la forma más relajada posible, o simplemente sea más lento que de costumbre. Repare en su respiración, permítaselo usted.

Que fluya de forma normal y piense en inspirar y espirar, eso es todo. Por supuesto que volverá a ser presa de los pensamientos. No importa. Deje que sigan su curso y concéntrese nuevamente en respirar. Unos momentos de concentración le aportarán mucho.

Relajación profunda

➤ Para acentuar el resultado, debería tomarse de forma regular algo más de tiempo, respirar más a fondo y practicar la relajación.
Disfrute de no hacer nada de vez en cuando, simplemente sentir el cuerpo y la respiración; deje que los pensamientos floten como las nubes, procure tranquilizarse, calmarse y relajarse.

1. Túmbese sobre la espalda, los brazos junto al cuerpo, piernas estiradas. Cierre los ojos.

2. Déjese llevar por la respiración por un momento con todos sus sentidos.

3. Despréndase conscientemente de toda la presión: recorra su cuerpo lenta y atentamente, pies, piernas, pelvis, estómago, espalda, brazos, hombros, cuello, cara. Imagínese cómo se relajan los músculos, cómo el peso de éstos cada vez mayor se hunde hacia el punto de apoyo.

4. Respire de forma consciente pero sin presión, con el estómago hondo: durante la inspiración se elevará el estómago, después el pecho; durante la espiración recuperará su estado natural. Mientras inspira piense "dentro", mientras espira "fuera", y nada más. Los pensamientos se pueden transformar.

5. Cuando crea que ya es suficiente, siéntase usted fuerte, inspire y espire de forma profunda repetidas veces. Abra los ojos e incorpórese poco a poco.

La atención diaria

Realizar todo con mucha atención ayuda a cambiar la forma de pensar. Los pensamientos negativos pierden poder y se hace más perceptible lo que nos aportan las pequeñas alegrías de la vida. Y, verdaderamente, la vida ofrece muchas oportunidades para ser feliz.

➤ Aproveche cada oportunidad para estar atento: sea consciente de cómo se siente, de cómo se levanta, se va, se tumba; de lo que siente exactamente, lo que desea, lo que necesita; de lo que ve, lo que

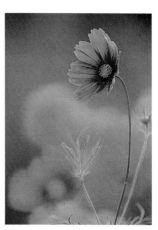

Mire, huela, saboree, sienta y escuche de forma consciente. Disfrute de su alrededor con todos sus sentidos.

oye, huele y saborea. Intente realizarlo prestando toda su atención.

La atención no significa egocentrismo, pues cuanto más concentrados estemos, más atentos estaremos con respecto a nuestros semejantes.

Ya verá cómo la vida le resultará más plena día a día, las relaciones mejorarán muchas cosas, le divertirán más porque las vivirá más intensamente.

consejo:

LA RISA HECHIZA AL BUEN HUMOR

Reír es bueno, inténtelo ahora mismo: inspire profundamente y ría. ¿Qué siente en la cara, en el pecho y el estómago? ¿Qué ha cambiado?

Se trata de la risa que relaja los músculos de la cara y de la lengua; hágalo sin ironías o falsedades. Se trata más bien de una risa tranquila e interior, una risa de Mona Lisa que resulta placentera y relajada.

Ría y encontrará a la risa. Por las mañanas sonría a la panadera, en el autobús o en el metro a los que se encuentre, a sus compañeros... Hágalo durante un día de forma consciente. Recibirá a cambio una felicidad increíble y muchísimas sonrisas, porque la risa es contagiosa y alegra los corazones.

Resumen positivo

Un ejercicio fácil para aprender a apreciar mucho más lo positivo:

➤ Cada día antes de irnos a dormir repasaremos rápidamente lo que ha sido el día. No le preste más importancia a los acontecimientos desagradables (resultan poco habituales, ¿o no?). Ahora trataremos solamente todo lo bello y agradable que se haya vivido durante el día. Lo mejor sería que escribiese usted estas cosas y que se durmiese pensando en ello. Ya que nos brindará hermosos sueños y un feliz despertar.

Centre su mente

Dirigir los pensamientos hacia algo determinado: concentre su pensamiento en algo alegre y no prolongue más lo malo de los puntos difíciles. Resulta a menudo sorprendente cuántas cosas bonitas pueden pasar al cabo de un día y lo poco que reparamos en ello.

Tomar lo que venga

Tomar significa aceptar. Ello no significa que todo sea magnífico e intachable, ni que tengamos que resignarnos. Tomarlo significa: decir sí a uno mismo, a los demás y a las situaciones actuales de la vida. Eso no significa que no se tenga meta alguna o no querer cambiar, pero aceptar el momento ayuda a superar el mal humor y la infelicidad. También el perdón, para consigo mismo y con los demás, comporta paz interior. Una maravillosa razón para el buen humor.

Siéntase
feliz

Es impresionante cómo nos llegamos a complicar la vida insultándonos, criticándonos sometiéndonos a presión, viendo siempre lo complicado de la vida, queriéndolo hacer todo perfecto, o incluso, criticando a los demás, valorando con prejuicios… Son estrategias propicias para perturbar el ánimo, ya que nosotros somos lo que pensamos.

Ver la parte positiva, permanecer sin hacer nada, tranquilizarse, estar de acuerdo con lo que hay es la mejor razón para el buen ánimo.

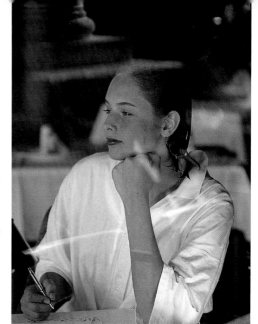

Tal como pensamos, así percibimos

Con nuestros pensamientos alcanzamos la realidad. Quizá, conozca el ejemplo del vaso de vino, en el que uno dice que el vaso está medio vacío, el otro que está medio lleno: la situación es la misma, simplemente la interpretación es diferente. Es nuestra forma de pensar la que nos hará estar de buen o mal humor. Pues lo que apreciamos, la mayoría de las veces, no es malo ni bueno, sino lo que nuestra interpretación decida. A algunos la lluvia les deprime, a otros les alegra tomar un buen té y leer. A algunos les estresan las nuevas responsabilidades, a otros por el contrario les resulta emocionante.

Yo soy lo que pienso

Vivimos con prejuicios internos que impregnan nuestro mundo y que fácilmente pueden echar a perder nuestro buen humor. Tal como valoremos las situaciones y a las personas, cuán cariñosos somos para con nosotros (y para con los demás), cuán fuertes somos, cuán confiados o miedosos, cuán pasivos o activos seamos, todo ello se basa en convicciones internas. ¿De dónde proceden? Depende del punto de vista: si se debe a los genes, a la educación, al horóscopo, al Karma; cada persona posee diferentes "patrones" que determinan su comportamiento y forma de pensar, y principalmente de forma inconsciente. Antes de que sea consciente de sus patrones problemáticos, intentará ver la vida de forma positiva al máximo y finalmente acabará enterrándolos.

Quien quiera sentirse mejor más a menudo debería plantarle cara a sus pensamientos, pues en ello radica la clave para sentirse mejor.

Pensar según los prejuicios

Existen prejuicios infinitos: "yo no soy de esos", "seguro que molesto", "no lo conseguiré", "debe ser perfecto", "espabila", "sé siempre amable y simpático", "esfuérzate", "ten cuidado", "el trabajo es salud", "la vida es dura", "la furia no arregla nada", cada unos tiene sus "preferidos". Por supuesto que le resultará familiar alguna u otra de estas frases, e incluso ese sentimiento infantil.

Tales prejuicios surgen de forma inconsciente y resultan muy efectivos, pues dirigimos nuestra vida, nuestro pensamiento y nuestras relaciones en torno a ellas; por este motivo muchas cosas nos parecen imposibles. Pero aun siendo consciente, no le va a resultar tan fácil desprenderse de ellos.

Existen diferentes contra-prejuicios para enfrentarse a los prejuicios y a las formas de comportamiento preestablecidas, por ejemplo el análisis de transacción NLP (neurolingüística programada), astrología, meditación (recomendaciones pág. 46). Los planteamientos interiores menos remotos pueden sernos muy útiles, siempre y cuando pensemos de forma positiva.

Poder elegir

Estamos tan acostumbrados a nuestra forma de pensar que apenas podemos percibir las alternativas que tenemos. Quien siempre haya pensado que la vida es dura, no se planteará ni remotamente aceptarla de otra manera. Y desde esta perspectiva tan sólo lo duro y pesado es lo que realmente posee valor. Enfrentarnos a nuestros prejuicios y patrones establecidos abre una gran gama de posibilidades de pensamiento, lo que no sólo nos brinda libertad de pensamientos para actuar, sino que también nos comportará más tolerancia para con los demás y sobre todo nos abrirá un enorme abanico de posibilidades que pueden llevarse a cabo.

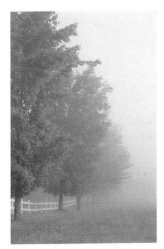

Un arte: Apreciar la belleza incluso en las cosas tristes.

Pensar de forma positiva con afirmaciones

Usted puede protegerse mentalmente con las denominadas afirmaciones, frases hechas muy positivas. Por ejemplo, cuando alguien se presenta a un examen con miedo: "tengo la cabeza hecha un lío", "no lo voy a conseguir"; ésa es la mejor manera para que suspenda. Dígase, por el contrario: "tengo las ideas claras", "lo que he aprendido está a mi disposición", "va a salir bien", con ello despertará a su potencial en lugar de debilitarlo mentalmente.

Formular correctamente

También es importante que no se dedique simplemente a negar algún antiguo proverbio, sino que lo formule de forma positiva, o sea no decir "no tengo miedo", sino "poseo total confianza en mí mismo". En la primera frase permanece algo negativo, la segunda posee una fuerza diferente.

Las afirmaciones deben formularse como si el "estado" deseado fuese cierto: o sea, ni "no quiero continuar siendo pobre", ni "pronto seré rico", sino "soy rico". Lo cual no quiere decir que nos engañemos a nosotros mismos; se trata más bien de cambiar nuestra posición interior con respecto al mundo desde la raíz.

informe:

"SOY LO QUE SOY"

Pensar positivamente no consiste en esforzarse por el éxito o en cambiar totalmente. Incluso la fuerza mágica de las afirmaciones está limitada. El único objetivo consiste, con respecto a esto, en mimarnos y protegernos. Seguro que le va mucho mejor al que se anima a sí mismo que al que se somete a presión y se critica constantemente. Tratarse a uno mismo con cariño, fomentarse en lugar de cohibirse, creer en nuestras posibilidades, eso nos fortalece.

Siempre que continúe aplazando a un futuro la realización de un deseo, permanecerá bajo una conducta pasiva.

La visión de "rico" posee gran fuerza por sí misma, abre la conciencia a todo aquello que (interior y exteriormente) tenga que ver con la riqueza, y ante todo consigue la predisposición de ser rico. A menudo, nos impiden inconscientemente patrones como "no me lo merezco, es más que suficiente", creer realmente en un cumplimiento de ese deseo, debilita la representación de llevarlo a cabo.

La eficacia de la relajación

El decirse a uno mismo de vez en cuando una de estas frases no resulta del todo productivo. De hecho, resulta más efectivo relajarse a diario de forma consciente (pág. 18), y a su vez repetir interiormente estas afirmaciones, tan a conciencia que se queden gravadas en nuestro subconsciente.

Estrategia de ganadores

Pongamos un ejemplo: puede enfrentarse a una situación de aumento de salario con miedo, con el sentimiento de que no saldrá bien, que no será exitosa, entonces se presenta de antemano como un perdedor; mejor desarrolle una estrategia de ganadores. Podría ser algo así:

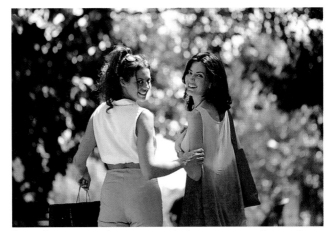

La confianza en uno mismo poco o nada tiene que ver con el estatus (eso casi nunca ayuda), más bien tiene que ver con la fuerza interior y la claridad.

1. Imagínese escenas y pensamientos positivos. No piense de esta forma: "¡Oh Dios! no lo conseguiré…", sino por ejemplo: "Sé lo que quiero. Me merezco el aumento de sueldo. Encontraré las palabras adecuadas. Soy fuerte y decidido." E imagínese cómo se dirige al despacho de su jefe felizmente tras la conversación tan exitosa.

2. Si usted se inclina por sentirse interiormente pequeño frente a su jefe/a, entonces bájele de una vez por todas de su pedestal. Ambos son personas adultas, ni mejores ni peores. Cuando el otro le mire por encima del hombro, entonces ése es su punto débil tras el que se esconde su inseguridad. Tome parte en el juego, permanezca fiel a usted mismo y sus convicciones (sin desmerecer al otro).

3. También podría probar usted lo que significaría despertar el Amazonas: tómese la situación como algo emocionante. Deje que su faceta más viva cobre color, que su faceta más dinámica se desarrolle, sienta usted la persona salvaje que está en su interior (pág. 24). Esto libera una fuerza que le dejará actuar de forma inconsciente (lo cual no significa que sea salvaje).

4. Además: Replantéese antes sus argumentos, anótelos de forma eventual en un papel. No se desprenda de ellos inmediatamente, sino que intente ser objetivo, ser usted mismo (ser exacto), cuando su jefe/a no vaya al grano.

No se tome usted sus argumentos como algo personal, compasivo, y no reaccione como si le hubiese herido; eso le restará fuerzas.

Respire hondo, permanezca en sus trece, no le ofrezca ningún poder sobre sí mismo, déjese guiar por su fuerza interior ("soy suficientemente fuerte").

Como siempre suele pasar

Y si resulta que no tiene éxito ¡no deje que le amarguen! Dele puerta a su enfado (pág. 9) y conviértalo en algo positivo (pág. 42).

¿Por qué tiene que autorreprocharse lleno de furia y pensar una y otra vez en lo mismo? Resulta muy relajante poder aceptar lo que venga y preocuparse de usted mismo, ahorrando así fuerza para el próximo intento.

¡Al ataque lleno de fuerza!

La mayoría de las mujeres han aprendido desde muy pronto a ser cariñosas, valientes y constantes: todo ello era de alabanza. La vitalidad y agresión eran cosas de hombres. Muchas jóvenes debían reprimir su fuerza, potencial creativo, su propia impresión y ansias de aventuras a fin de poder ser amadas. Él resultado: hoy se sienten débiles, dependientes, miedosas, culpables, inseguras, presas, deprimidas…, pues le han cerrado la salida a su fuerza interior.

La fuente de la alegría de la vida

Esta fuerza es la fuente interior para la alegría de la vida. Quien la sienta y la lleve de nuevo al río despertará la parte juguetona y creativa de sí mismo, los sentimientos, las ganas, la fuerza y la intuición interior de "la mujer salvaje". Ella es nuestra parte intuitiva,

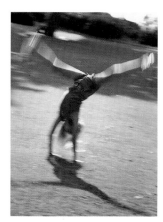

Vital, creativo, juguetón, lleno de ganas y fuerza, experimentar al chico libre y a la mujer salvaje en uno mismo.

nuestra alma vital, la que sabe exactamente lo que de verdad es bueno para ella. Ella también nos ayuda a aceptarnos con los brazos abiertos.

Igual que la mujer

Quien descubra a la mujer salvaje en su interior (recomendaciones pág. 46), podrá afrontar las cosas más fácilmente, diferenciarlas (decir alguna vez NO), hablar con sinceridad, emprender algo nuevo, tomarse en serio a uno mismo, expresar sus necesidades, sentirse lleno de fuerza.

La acción
conlleva diversión

El movimiento, riego sanguíneo, la respiración y cambio de materia son necesarios para la vida. Además, quien practica deporte se siente en su cuerpo como en casa; ser vital, moverse, sencillamente estar bien.

El factor diversión

El deporte puede llegar a exigir mucho de nosotros mismos, pues el esfuerzo continuo, el nerviosismo, la velocidad exigen la producción de material en el cuerpo que acaban con el sentimiento de felicidad. Sin embargo, si lo practicamos con más gente, o si jugamos con otros, puede ser divertido.

Siempre y cuando no se convierta en estrés, la hipertensión no es sana, al igual que el orgullo conlleva al enfrentamiento.

Hacer lo que nos gusta

No existe ningún deporte óptimo, cada persona tiene sus necesidades. Si usted todavía no ha encontrado "su" deporte, pregúntese qué es lo que le gusta: ¿El poder, la lucha, el juego, la velocidad? O más bien ¿la tensión o la concentración?, ¿en solitario, a dúo? O ¿en grupo? ¿Cuál se parece más a su trabajo? Pruebe usted algo diferente y haga lo que mejor le parezca ("¡y no lo que sería lo mejor…!").

Un buen sentimiento corporal

Debido a la figura, nos peleamos a menudo con todo lo posible y con todo lo que no nos aporta precisamente diversión. Además de que lo atractivo poco o nada tiene que ver con un cuerpo bonito: quien se siente bien con su cuerpo también posee un resplandor especial. O sea: ¡Entrenar para sentirse bien y no por el físico!

Todo debería contribuir a que se sintiese en armonía con su cuerpo. Y cuide siempre su comportamiento, no sólo porque pueda parecer mejor, sino porque un comportamiento dinámico y adecuado puede influir mucho en el ánimo (pág. 9).

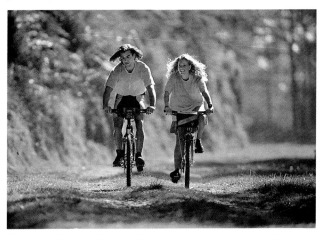

Moverse en la naturaleza es doblemente bueno, con luz, aire y paisaje.

Alegría
para todos los
sentidos

Alimente a sus sentidos, pues la percepción placentera de los sentidos acaricia al alma. Quien corre estresado por los alrededores mantiene ocupado su cerebro con sus problemas y se somete a presión voluntariamente, apenas tendrá ojos para todas las pequeñeces que no hacen tan agobiante el estrés.

➤ Por tanto: contenga la respiración y sienta, vea, huela, oiga lo que está pasando a su alrededor y en usted mismo. Y procure que siempre haya algo que le levante el ánimo y alegre sus sentidos.

Pequeños destellos

➤ Recorra su piso y mire lo que le rodea: ¿son colores que le aportan el sentimiento de fuerza, autoconvicción o ale-

gría? ¿Son cosas agradables o más bien serias? ¿Puede encontrar fuerzas en su piso?

➤ ¿Qué representa para usted la alegría? ¿Qué le hace reír? ¿Decora usted su entorno con cosas que le levanten el ánimo o que favorecen a su alma?

➤ También en el lugar de trabajo es importante conseguir una buena atmósfera, ya que al fin y al cabo pasa allí buena parte de su tiempo y precisamente allí es donde a veces surgen las dificultades y el estrés.

➤ Decore usted pequeños altares que pueden pasar totalmente desapercibidos para que nadie se queje de ello.

Las siguientes páginas ofrecen muchos consejos sobre cosas y colores que resultan vitales y llenos de fuerza. Descubra qué es lo que le aporta fuerza y le hace reír, una risa que le llene de calor y alegría, un pequeño pero intenso momento.

¡Más
colores
en su vida!

¡Rodéese de colores! Pues los colores actúan. No se trata tan sólo de que parezcamos diferentes con un suéter de color rojo que con uno de color azul. No es sólo que nos quede mejor un color que otro, sino que los colores actúan sobre nuestros sentimientos.

Los colores alegran

Dependiendo de la cultura, se asocian diferentes sentimientos según el color. Las investigaciones han constatado que reaccionamos a los colores; aunque no todo el mundo reacciona de la misma manera, sí existen ciertos rasgos comunes. La asociación de matices de colores también influye; no es lo mismo el amarillo caqui que el amarillo limón. Que se reaccione de forma positiva o negativa tiene que ver mucho con la experiencia.

Quien de pequeño vestía con azul marino, quizá encuentre

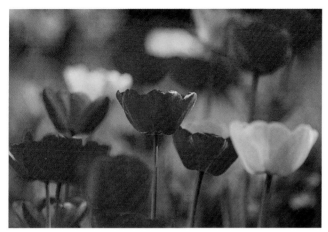

Los colores son olas electromagnéticas, el espectro visible de la luz del sol. Influyen sobre las funciones corporales y los sentimientos, exactamente cómo no se sabe, pero sí que actúan.

este color horrible; quien tenga miedo de (su propia) agresión, le resultará desagradable el rojo chillón. Descubra por sí mismo cómo le va con los colores.

Así actúan los colores

● Para el buen humor no existe mejor color que el amarillo luminoso. Levanta el ánimo a su alrededor.

● El naranja es un color de poder, despierta y nos hace activos, pero en exceso puede resultar cantón; así que es mejor moderarlo.

● El rojo actúa de forma dinámica y aporta energía: un suéter de color rojo en un día nublado puede hacer milagros.

● El verde actúa moderado y equilibrado. Simboliza la frescura, la vitalidad y el crecimiento. Rodéese de plantas.

● El azul tranquiliza, relaja y protege (en las sábanas o en las paredes) para recuperarse en el sueño.

● El azul clarito es más activo: un golpecito de ánimo perfecto puede ser el despejado cielo azul.

● El rosa se transforma en un dulce ánimo, abre el corazón.

● El blanco logra la claridad, en espacios y pensamientos.

Emplee los colores

Los que actúan con más fuerza y poder son los colores que encontramos en la naturaleza.

➤ Vístase alguna que otra vez con colores. Quien siempre viste de color negro o beige no da muestras de buen humor ni de querer cambiar el ánimo.

¡Experimente los colores! ¿Qué le motiva? ¿Qué encuentra usted aburrido?

➤ Si usted ha sido aconsejado para utilizar unos colores y desde entonces sólo utiliza una cierta gama de colores, ¡no se deje restringir de esa manera! A menudo basta con una cadena de colores apropiada para dar con su principal y óptimo color. Y si no, ¡póngase lo que le pida el corazón! Con los complementos y joyas también puede acentuar la alegría de forma discreta.

consejo:

PIEDRAS CON FUERZA

Las piedras preciosas poseen un poder especial, actúan según sus colores y sus propias vibraciones. Compruébelo usted mismo. A continuación le damos algunos ejemplos de cómo las piedras pueden satisfacer al alma (recomendaciones página 46):

● Amatista: protección, inspiración, armonía, buen sueño.
● Cristal de roca: armonía, claridad, creatividad.
● Citrino (amarillo clarito): confianza, alegría de vivir.
● Granate: fuerza vital, autoconfianza, valor.
● Amatista: fuerza interior, energía, presencia.
● Jade: alegría, paz interior, claridad de sentimientos.
● Cuarzo rosa: sentimientos de amor para consigo y con los demás.

Fabricadas a mano (en tiendas especializadas o de esoterismo), son las más adecuadas para la mano; en los bolsillos; contemplarlas con tranquilidad. Tras la compra de las piedras, éstas deben ser purificadas, bien bajo agua corriente durante unos instantes o dejándolas al sol durante un día.

➤ Floreros coloreados, cojines, nórdicos, las cortinas aportan color en la vivienda, en el espacio de trabajo.

➤ También las fotos de árboles, agua, flores ofrecen colores animados. Emprenda la búsqueda de ilustraciones coloreadas o de un solo color, o dibuje cuadros con sus colores preferidos.

➤ Cuando su ánimo se vea amenazado: coja un papel grande, a ser posible un trozo de papel pintado, y pinte con los dedos algo policromo y llamativo, o algo sólo en tonos amarillos. Eso aporta luz al alma, e imprimir los colores simplemente con las manos conlleva un dinamismo totalmente propio.

➤ Para mejorar el ánimo: ilumine durante un cuarto de hora el espacio donde se encuentra con una bombilla de color amarillo (recomendaciones página 46).

➤ Para una noche relajante en la que puede recuperar energías para un nuevo día, resultan idóneas las sábanas y edredones de color azul.

¡Más luz!

¡La luz también ilumina el alma! Las depresiones son tratadas, y con mucho éxito, utilizando los colores. Está demostrado que la luz del sol actúa positivamente sobre la presión sanguínea, el estrés, la constancia, etcétera. Mayoritariamente a través de los ojos, pero también a través de la piel percibimos la información de la luz, con cuya ayuda el cerebro regula las funciones más importantes del cuerpo. Utilice usted la energía del sol (broncearse excesivamente es perjudicial e innecesario). Lleve como mínimo gafas de sol. Procure, sobre todo en invierno, disfrutar alguna vez de la luz del día.

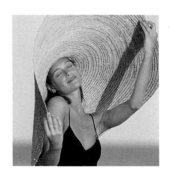

Flotando sobre nubes aromáticas...

Un olor agradable puede cambiar el ánimo por arte de magia, el jazmín despierta los sentimientos románticos, el aroma a rosa abre el corazón, el olor a baraja reaviva, la canela y la vainilla alegran los sentidos… Pues los olores actúan directamente sobre el alma.

Lo mismo sucede con los aceites etéreos, que ofrecen una amplia gama de aromas: con el aceite apropiado puede intensificar su buen humor, despertar la concentración y creatividad, sentirse bien de una forma suave. ¡Disfrute más a menudo de un buen aroma en la habitación! Le irá bien tomarse un baño aromático. Lo mejor para los sentidos: un suave y aromático masaje.

Los olores actúan

Los buenos aceites etéreos no sólo sirven para distraer a nuestros sentidos, sino que poseen efectos muy concretos sobre el cuerpo, alma y espíritu.

● A través de la nariz nos llega la "información" del olor a nuestro cerebro, y exactamente el sistema límbico, que supuestamente controla nuestro subconsciente y los sentidos, es responsable de los recuerdos e influye en el conjunto de funciones corporales.

● Los aceites de masaje o de baño actúan a través de la piel y la pituitaria. La materia intrínseca de los aceites actúa a través del tejido sobre la circulación sanguínea y los órganos, donde despliegan todo su poder curativo.

● En la cocina también pueden hechizarnos los aceites etéreos: más en la página 34.

Importante:

¡La buena calidad es decisiva para un mayor efecto! Sólo los aceites etéreos puros de la

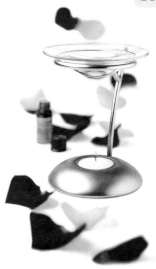

naturaleza garantizan el cumplimiento de las características deseadas. Los aceites baratos acostumbran a ser sintéticos (artificiales) y no contienen las materias importantes para su actuación; en su lugar contienen materias químicas, que a la larga resultan perjudiciales para la salud. Por tanto, compre únicamente aceites etéreos 100 por 100 naturales (no "aceites idénticos" o "aceites perfumados").

Si mezcla aceites corporales, la materia grasa de éstos debe ser de alta calidad, de buena jojoba, nuez macadamia, o el aceite de almendra dulce que contiene materias curativas, que penetran en la piel. Los aceites fríos producidos de forma comprimida son los mejores; se producen al vacío de forma que conservan toda su materia biológica.

Mezclar y dosificar

Puede escoger su aceite preferido para levantar su ánimo, pero las mezclas actúan de forma más intensa y aportan olores más misteriosos.

Muy importante, para que el olor no le deje atónito: ¡Dosifíquelo de forma moderada! Pues incluso el olor más tenue actúa intensamente. Los espacios impregnados de aromas pueden quitar el dolor de cabeza o el malestar.

➤ Para perfumar un espacio con lámparas aromáticas, dependiendo de lo grande que éste sea, verter de tres a diez gotas en un recipiente con agua, no más.

➤ En aceites corporales de 50 mililitros. Unas diez gotas.

➤ En la bañera, si está llena, no verter más de diez gotas de aceite etéreo. Importante:

no verterlo directamente sobre el agua, mézclelo primero en una taza llena de nata, leche o con miel; los aceites etéreos no son disolubles en agua. Y la nata, leche o la miel son medios idóneos para ello.

Recetas para el buen humor

➤ Las siguientes mezclas las puede verter en lámparas aromáticas, en 50 ml de aceite o en el baño (véase párrafo anterior).

➤ Cuando le guste especialmente un olor, haga una provisión de mezclas: en un botellín de 5 ml de cristal marrón (asequible en farmacias) caben unas setenta gotas de aceite. Apueste por una mezcla fuerte, de aromas intensos (como la rosa, el jazmín, la angélica, el vetiver o el cedro); dosifíquelo relativamente a la baja.

Encontrará múltiples mezclas de aromas en los libros de Monika Werner, de los cuales provienen algunas de estas recetas (recomendaciones pág. 46).

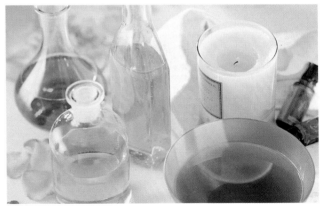

Los aromas hechizan al buen humor: con lámparas aromáticas, masajes aromáticos o en el baño puede animar a su humor muy fácilmente.

consejo:

AROMA Y PSIQUE

Todos los aceites etéreos actúan de forma múltiple: aquí tiene los más importantes para el ánimo:

● Para consolar el alma: Benzoe Siam, jazmín, rosa, palo de sándalo, vainilla, Ylang-Ylang.
● Relaja y anima: basilisco, bergamota, geranio, lavanda, salvia moscada, canela.
● Estimula y anima: lima, pomelo, mandarina, naranja, pino blanco, douglasie.
● Fortalece interiormente, ofrece nuevos ánimos: angélica, vetiver, cedro, ciprés.
● Aclara el espíritu, le da ímpetu: hierba de limón, hierbabuena, romero, limón.

Contra la tristeza

5 gotas de esencia de bergamota, 3 gotas de lavanda, 2 gotas de geranio, 1 gota de angélica.

Para animar...

4 gotas de esencia de bergamota, 1 gota de jazmín, 1 gota de cilantro, 2 gotas de Ylang-Ylang, 2 gotas de vainilla.

Simplemente genial
(contra espíritus adversos)

3 gotas de lima, 3 gotas de pomelo, 2 gotas de romero, 2 gotas de ciprés.

Puro relax
(estrés, problemas de sueño)

1 gota de rosa, 5 gotas de lavanda, 3 gotas de cedro.

Cálido y cómodo

4 gotas de mandarina, 1 gota de jazmín, 3 gotas de Benzoe Siam, 2 gotas de palo de sándalo.

Horas sensuales

5 gotas de pomelo, 1 gota de rosa, 2 gotas de Ylang-Ylang, 1 gota de cardamomo, 1 gota de vetiver.

Para los días anteriores

5 gotas de esencia de bergamota, 2 gotas de jazmín, 2 gotas de Ylang-Ylang, 1 gota de ciprés, 2 gotas de palo de sándalo, en 50 ml de nuez macadamia y 50 ml de aceite de jojoba. Frotar a diario el pecho, el estómago y la parte inferior de la espalda.

Contra el dolor de cabeza y la resaca

Frotar con 1-2 gotas de hierbabuena la punta de los dedos y masajear suavemente la cabeza, desde el cuello hasta la sien.

Ganas de afecto

El afecto amoroso conlleva agradables sentimientos. Un masaje de aceite aromático es un hecho doblemente bueno, porque se perfuma el cuerpo y el alma se siente bien.
Incluso los pequeños masajes pueden resultar asombrosos. Siempre se encuentra tiempo para un (auto) masaje de manos, pies o de cara: en la pausa del mediodía, ante la televisión, en la cama.

➤ Funciona así: primero untar con el aceite aromático, después masajear abundantemente y con cuidado. No imite al fisioterapeuta, siga su instinto. Por ejemplo, tome cuidadosamente un pie entre sus manos, ofrézcale seguridad e intente sentir qué es lo que necesita. Deje que sus manos lo hagan, lo que surja, no se ponga tenso. Toda irá bien, siempre y cuando lo haga con cuidado y suavemente.

Al compás de la
música

La música nos hace llorar (¿qué sería de una película sin chica?), puede conmovernos, alegrarnos, despertar la fiera que llevamos dentro... La música influye en el ánimo, como los olores y los colores; actúa inevitablemente sobre el alma. Consecuentemente, será muy importante rodearnos de la música adecuada.

La última moda en sonido

Quien quiera estar de buen humor debería estar atento a lo que pone la radio y si es lo apropiado para levantar el ánimo. No consienta que le bombardeen constantemente, mejor haga oídos sordos.

➤ Ponga su propia música, la que sea más acorde a su estado de ánimo, y disfrútela, como si fuese el manantial que da fuerza a su alma.

➤ Sea consciente a partir de ahora de qué música le sube el ánimo y anóte el título. En caso de necesidad ya sabe con lo que puede contar.

Con compás en el trabajo

➤ Cuando no tenga ganas de limpiar o de llevar a cabo una tarea compleja ¡la música le ayudará! Ponga música alegre y agradable que le suba el ánimo; lo mejor es música con ritmo de baile (*reggae*, salsa, disco o música barroca, depende del gusto de cada uno). Limpiará como si nada, el trabajo se hará (casi) él solito. ¡Pruébelo!

Mal de muchos, consuelo de tontos

Éste es el principio de la homeopatía. Tiene sentido cuando la música se convierte en consoladora de nuestras almas: pero hay muchas veces que no funciona, y es que escuchar música no nos alegra cuando nuestro ánimo está abatido; simplemente no da resultado. La música puede ayudarnos a admitir y expresar nuestros sentimientos, bien sea con las lágrimas, el movimiento o el canto.

➤ Por tanto, en los momentos tristes escuche música semejante. Quizá tenga necesidad de expresar su sentimiento corporalmente, es totalmente libre de moverse al compás. Confíe relajadamente en encontrar los movimientos idóneos que van con la música; expresarse de esta manera puede resultarle intenso, emocionante, liberador, y le ayudará a obtener nueva energía.

Comer para divertirse

Como hemos visto, puede embriagarse usted de olores, colores, deporte...; lo fundamental para el bienestar radica en la antigua comida. Ya que la comida es algo más que "sentirse lleno con las mínimas calorías y máximas vitaminas...".

La comida hace el humor

Es la fuente de energía del cuerpo y el motor de su desarrollo, y resulta decisivo para el buen humor. Además, la comida es algo muy voluptuoso: así que regalarse adecuadamente, disfrutar con todos los sentidos, a ser posible con buenos amigos, eso puede hacernos felices.

Comer con ganas

Quien se mantiene constantemente a dieta y apenas prueba otra cosa que pepinos y algo más, está disminuyendo su alegría y sus ganas de vivir.

Es obvio que no se trata de vivir desenfrenadamente y sin escrúpulos, pues también resulta incómodo atiborrarse. La clave se halla en el "término medio" y en la precaución. Comer de todo, saborear y disfrutar de todo, ateniéndonos lo mínimo posible a la conciencia (pues es efímera). Nutrirse con cariño, como lo hace la madre con su hijo y con el objetivo de que también la comida debe proporcionarnos diversión.

Lo que cuenta es...

➤ ¡No ser fanático! Comer de vez en cuando chocolate, muesli... ayuda al buen humor, lo que es correcto y nos place en cada momento. Variedad de la A a la Z.

➤ Comer mucha verdura fresca y fruta, a ser posible madura y de las cercanías, pues así contiene la mayoría de vitaminas.

➤ Los víveres deben aportar la energía y fuerza vital: Fast Food (la comida rápida) contiene pocas materias nutritivas, porque se compone de harina blanca, carne barata, pobre en azúcares.

➤ Compre alimentos y coma con el objetivo, no sólo de apaciguar su hambre, sino de fortalecer el cuerpo, espíritu y alma.

➤ Disfrute de la comida, ofrézcale un bonito espacio, tiempo y atención debidos. Cuanto más cuidadosamente coma, mejor y más cómodo se sentirá consigo mismo.

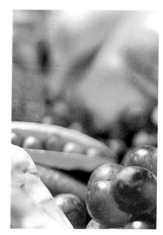

La comida entra por la vista; lo que está bien preparado, bien le sienta al alma.

La materia adecuada

Si se analiza fríamente, nuestros sentimientos no son más que procesos electroquímicos del cuerpo. Para que éstos funcionen, el cuerpo necesita neurotransmisores, encimas, vitaminas, minerales… sustancias tales o derivados de éstas (que serán transformadas en el cuerpo) debemos aportarlos mayoritariamente con la alimentación.

Si éstas están a disposición del cuerpo, todo irá mucho mejor (ver recuadro).

Dulce fortuna

Lo dulce reaviva el ánimo, está comprobado de manera neurobiológica. En algunas personas lo dulce también despierta inconscientemente recuerdos de la infancia (el dulce como recompensa), y este sentimiento conlleva asimismo

seguridad. Comer algo dulce es como saborear la leche o un dulce beso, algo que realmente no es dulce, pero que para nuestro paladar sí lo es.

Chocolate para el alma

Especialmente el chocolate hace que nos sintamos alegres. ¡Por cierto! Con un par de onzas es suficiente: quien se zampa toda la tableta, se sentirá cansado muy pronto, y el remordimiento acabará venciendo a la hormona de la felicidad. Cuanto mayor sea la proporción de cacao (sobre el 60%), más se notarán los efectos secundarios. Con el chocolate con leche se necesitará algo más para el empuje.

De vez en cuando, sobre todo cuando estamos estresados, también consumimos grasas, pastel de nata, cerdo asado… Y de hecho, las grasas también son beneficiosas, siempre y cuando no se abuse de ellas.

Los aceites vegetales envasados al vacío actúan de forma

consejo:

COMA LO QUE ALIMENTA AL BUEN HUMOR

De nada sirve doparse con determinadas vitaminas u hormonas, pues la clave radica en la mezcla de todas las materias. O sea: comer de forma correcta y variada.

● Pescado, productos lácteos, carne, frutos secos, soja, aceites vegetales. Nueces, en pequeñas cantidades es suficiente. Todos ellos contribuyen a la producción de las materias necesarias para el cuerpo, son algo así como los neurotransmisores que nos relajan y aportan alegría.
● Mucha fruta y verdura. Son muy importantes: los hidratos carbónicos mediante el pan (normal, no integral), la pasta, el arroz y los cereales; la clara de huevo nos protegen contra la formación de serotonina.
● ¡Las especias son verdaderos estimulantes!, pues contienen aceites etéreos (pág. 29), que actúan sobre los sentimientos. También en los aceites se pueden mezclar las especias (¡dosificándolas con cuidado! Recomendaciones pág. 46). La canela y la vainilla relajan, el pimiento y la salvia excitan, la albahaca y el limón animan.

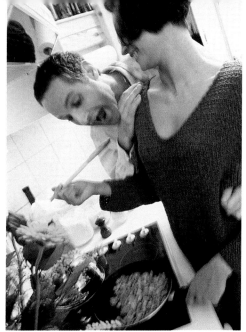

Quien es creativo cocinando, cuenta con la diversión y el reconocimiento y siempre es algo bueno sentarse a la mesa con amigos.

La comida como droga

Someterse constantemente a una dieta puede hacernos sentir bien pero no hacernos felices, y atiborrarse cuando no nos va bien es a menudo un síntoma de serios problemas. Si tiene problemas de comportamiento con respecto a la comida ¡busque ayuda terapéutica! Pues es muy difícil que uno solo pueda recuperarse de ello.

positiva, para el intercambio de materias y consecuentemente para los sentimientos. Pero con poquita grasa ya es suficiente. La grasa animal debería tomarla en pequeñas cantidades (los pasteles y asados no son precisamente lo más óptimo…).

Gordita, pero ¿feliz?

Resulta sencillamente tentador darse "un lujo" cuando no nos van bien las cosas, si tan siquiera no nos amenazase el remordimiento de que lo dulce y graso engorda…

¡Correcto, pero no del todo! Según nuestra experiencia, nada que se tome con ganas y medida engorda. Según esta actitud, será usted mismo quien decida cuándo es suficiente y debe parar. Si usted come de manera "sana", se deshará más pronto de ese hambre canina.

Incluso únicamente una buena alimentación no puede hacer milagros, pero puede ayudarle a conseguir una vida más feliz. Pensar, sentir, moverse, comer, comunicarse, todo el conjunto determina qué tal le va.

truco:

BEBIDAS PARA EL BUEN HUMOR

Existen bebidas sin alcohol que pueden hacernos sentirnos de buen humor.

● El yogur de piña o batido de piña activa la serotonina.
● El té verde hace que nos sintamos despiertos y que podamos concentrarnos sin abrumar al corazón ni trastornar la circulación (como sucede con el café o té negro).
● El té de hierbas o de especias se vende en los herbolarios como té de la felicidad o del buen humor. ¡Pruébelo!

¡Oh día feliz!

Un montón de buenos consejos para hacer de cada día el mejor

*¡Enfréntese al fuste diario!
Conceda un espacio a sus
sentimientos y mantenga el buen
humor con pequeños trucos, ya
habrá ganado mucho.
A continuación, encontrará
consejos para dar y tomar;
encuentre lo que busca y hágalo,
porque sólo la lectura no ayuda
mucho…*

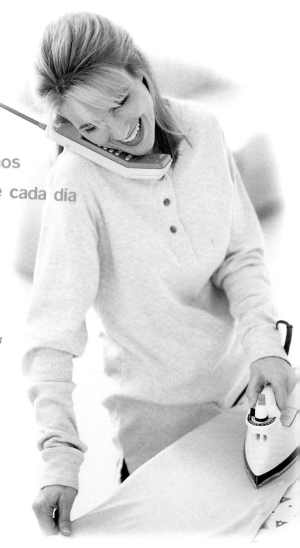

Empiece bien el lunes

Salte de la cama, salude sonriendo al nuevo día, lleno de energía y alegría para lo que venga; estaría bien si…

A menudo, parece como si nos despertásemos ya cansados, como si levantarse de la cama fuese una lucha; vamos al trabajo gruñendo y malhumorados, simplemente sobrellevamos el día hasta que por fin suena el timbre, y de nuevo lo mismo…

Usted puede hacer algo al respecto para llevar el día con alegría, importa poco o nada cómo haya sido anteriormente.

Un maravilloso ¡buenos días!

➤ Salude a la mañana con una gran sonrisa (pág. 19) hasta que llegue a acostumbrar se a ello: colóquese algo junto al despertador que le haga reír.

➤ Un despertador con radio o casete para que le despierte por las mañanas con música que usted elija, música que le estimule positivamente a la actividad (pág. 46).

➤ Para animar a los gruñones: un vaso de aceite de romero sobre la mesa. Si lo prueba, su cabeza se despejará y despertará al instante.

➤ Reactivar la circulación:

➤ Retuércese y estírese en la cama como un gato, después un masaje corporal y una ducha de agua fría (por lo menos piernas y brazos, siempre en dirección al corazón).

➤ Practique footing o búsquese alguna razón para pasear con el rocío de la mañana, le recompensará con un inconmensurable sentimiento de ¡buenos días!

➤ Huela los aromas más agradables, vista con un color estupendo, escuche música alegre, todo ello despierta al espíritu de la vida.

➤ Escriba usted de dos a tres páginas, de forma espontánea, sin pensar; esto libera y despeja.

➤ Planee usted cada día algo bonito, aunque sólo se trate de un paseo.

➤ Desayune de forma correcta, es muy importante para mantener la energía. Resulta más divertido si se lleva a cabo sobre una mesa adornada, colores llamativos, ya sea la vajilla, los cubiertos, las servilletas o las flores; todo reaviva el ánimo.

➤ Rompa con la rutina: ¡haga que cada día sea un poquito diferente!

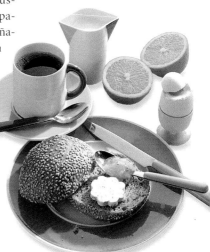

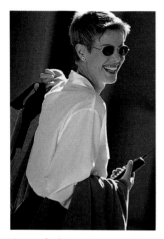

A menudo, la sonrisa se marchita de camino al trabajo.

De camino al trabajo

Retenciones, el metro a tope, calor, estrés… Genial cuando el día ya comienza así.

➤ No viaje de forma cíclica, cuando todo el mundo lo hace; cambie el horario.

➤ O bien extraiga lo mejor de la situación: en las retenciones ponga música, cante algo, sonría al prójimo (él no tendrá ni idea de qué se trata…).

➤ Si se altera porque llega tarde: ello no le ayudará a ganar ni tan siquiera un segundo. Es más, no deje que la furia y estrés le sirvan tan fácilmente de argumento. O sea que si usted está estresado, el vecino o quien esté a su lado no tiene la culpa, y tampoco todos los idiotas a los que hoy se les ha ocurrido salir a la misma hora…
Así que maldiga tranquilamente, pero mejor que no lo haga sobre sí mismo, ni sobre los demás, sino simplemente como salida a su estrés. Un bonito ejercicio es maldecir de forma "neutral", y a la vez respirar profundamente.

Si funciona, intente relajarse (véanse los ejercicios de la derecha o la página 17).

Estrés en el autobús o el metro

Quien viaja a diario con transportes públicos se ve forzado a viajar a menudo con desconocidos en estrecheces insoportables. Ésta es una situación que estresa a mucha gente. Existen diversas posibilidades para sobrellevarlo mejor (también es de ayuda en otras situaciones estresantes):

➤ Protéjase con la luz, como si su corazón desprendiese destellos de luz; deje que brillen hacia el exterior, hasta que finalmente se vea envuelto en un aura de luz, que le protege como un abrigo.

➤ O hágase permeable: colóquese delante de todo lo que le molesta, ruidos, olores, movimientos, todo ello pasa a través de usted sin dejar huellas; respire tranquilamente y continúe siendo permeable.

➤ Quizá le agrade también la idea de que todo fluye sobre usted, sin que sea físicamente palpable.

➤ O si entra en contacto con su vecino ¡sonríale! El contacto relaja una atmósfera tensa.

Que ocurra con ímpetu

Cuando el trabajo nos aburre o cuando resulta muy estresante, cuando la falta de dinero resulta un fastidio, entonces el comienzo del día resulta duro.

➤ Preocúpese el día anterior de dejar algo bonito preparado para que le alegre el despertar del día siguiente: flores sobre una mesa limpia y ordenada, una bonita frase en el ordenador, o una nota en el armario, en la aspiradora…

➤ Concédase dos minutos en los que pueda concentrarse en usted mismo y en su respiración. Dígase algo motivador, como "será un día genial… Me gusto. Lo conseguiré fácilmente…" (pág. 22). También podría asir una piedra preciosa u observarla detenidamente dejando que ésta le transmita su energía (pág. 28).

➤ Si le es posible, escuche música o deposite aceite en la lámpara aromática, en el agua, o perfume un pañuelo (pág. 31).

➤ Y empiece ¡ya! Pues una vez haya comenzado, todo resulta más fácil.

Pequeñas ayudas contra la frustración

Procure tener siempre algo consigo que le consuele el alma.

➤ Propague alegría y vitalidad en casa: flores frescas y procure que estén en flor, pues las flores cerradas o marchitas no transmiten energía.

➤ No tienen por qué ser flores muy caras, a veces los ramos del campo, las margaritas que no son muy caras, quedan muy bonitas en un ramo.

➤ Coloque una foto alegre en el trabajo, un niño sonriendo, usted mismo de buen humor, una divertida foto de un animal; incluso un bonito paisaje.

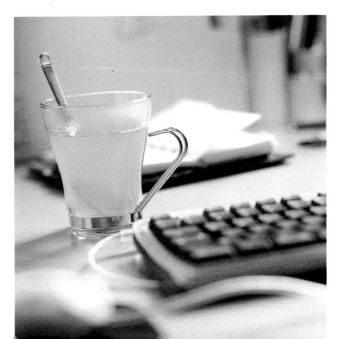

Que sea variado para que el efecto no se apague: coloque la foto en un estante y sáquela de su lugar cuando crea que necesita algo de ánimo.

➤ Un pequeño surtido de piedras preciosas (pág. 28) puede serle de ayuda; escoja de forma espontánea la piedra del día que posee la vibración que usted necesita. (Incluso a la hora de comprarla debe escoger de manera espontánea.)

➤ El amarillo y el naranja dan poder: flores, jarrones, ollas, termos, tazas del desayuno, fuentes con naranjas, mascotas, ratón del ordenador… Existen posibilidades infinitas de alternar los colores.

➤ Y mientras tanto mantenga la respiración y ¡respire profundamente! (pág. 17).

¿Cómo puedo conseguirlo?

Si no puede continuar debido al estrés, existe una estrategia muy eficaz al respecto. Tóme-se el tiempo necesario, aunque no disponga de él.

Primeros auxilios contra el estrés

➤ Volver en sí: puede aliviarnos el simple hecho de sentarnos por un momento colocándonos las manos suavemente sobre el estómago o el corazón —o allí donde crea que puede hacerle bien— y respire a conciencia y profundamente.

➤ Incorpórese (pág. 9). Así podrá pasar de una situación pasiva a una activa y llena de energía. Intente percibir interiormente la tensión y deshágase de ella.

➤ Haga una pausa al mediodía ¡sin falta!
Encontrará más consejos al respecto en la pág. 11.

Una estrategia eficaz

Caminar sin rumbo como los burros, o reaccionar de forma poco lógica, puede costarnos más tiempo y energía que cualquier otra reacción y es además un grave error.

1. Si se trata de llevar a cabo cosas determinadas, escriba una lista con todas las cosas que debe hacer sin falta, así las podrá ver a primera vista. A veces simplemente esto ayuda a contrarrestar el pánico.

2. Determine prioridades: ¿qué es urgente?, ¿qué puede esperar? A veces incluso las citas se pueden aplazar, consúltelo.

3. ¿Qué es lo que le resulta un incordio (y consecuentemente se siente tan presionado)? Ello debería ser su primera prioridad, pues una vez hecho se sentirá tremendamente aliviado.

4. De todo lo que debe hacer, confeccione una lista por partes, ¿qué es lo que debe hacerse sin remedio en un determinado plazo de tiempo?, y prevea un tiempo máximo.

5. El punto más importante de la lista: concédase 10 minutos de descanso al mediodía y por la tarde (pág. 18), el tiempo resulta menos tenso si no

truco:

ANALIZAR LOS FACTORES DEL ESTRÉS

¿Qué es lo que exactamente le produce estrés? ¿Nunca tiene tiempo? ¿Tiene más obligaciones que manos? ¿Constantemente hay alguien que quiere que haga algo y no le deja tiempo para respirar? Quizá tenga el sentimiento de estar abandonado en esa situación, de no poder hacer nada al respecto. No hay nadie a quien pueda delegarle algo, el día tiene sólo 24 horas, necesita el trabajo...

➤ A pesar de ello, pregúntese seria y tranquilamente: ¿Es realmente necesario? ¿O se trata de que no puede negarse a ello? (¿Y qué pasaría si lo hiciera?) ¿Tiende a ver el lado negativo de las cosas y caer pronto en el pánico (pág. 20)? O, sencillamente, ¿se encuentra en el lugar equivocado?

➤ Pregúntese ante todo: ¿Qué es lo que realmente le haría feliz? ¿Qué es lo que más le gustaría hacer? ¿Cuál es su verdadero talento? ¿Qué es lo que haría si pudiese elegir libremente? Si su trabajo no va con usted en absoluto, entonces debería intentar hacer algo al respecto. ¿Por qué tiene que perder el tiempo y amargarse con un trabajo que le crispa los nervios? Debería posponerlo todo y encontrar tiempo para liberar estas necesidades en privado. ¿Pues cómo, si no, podría estar de buen humor?

se depende constantemente de las preocupaciones.

6. ¡No tiene que ser perfecto! Si se ve presionado continuamente por su perfeccionismo, intente averiguar (con ayuda terapéutica eventualmente) por qué razón no puede cometer ningún error, por qué tiene que ser el mejor,

por miedo al rechazo, por no negarse a algo…

Vuelos espirituales

Es extraordinariamente creativo, pero ¿su cerebro se declara en huelga? Estudia para un examen, pero ¿ya no le entra nada más y no consigue retener nada?

➤ Levántese y muévase, aunque sólo sea para ir al lavabo; así se activará de nuevo su circulación, a la vez que su cerebro recibirá más sangre y oxígeno. Ello reavivará las células grises y pequeñas. Debido a este motivo, también debe intentar ventilar de vez en cuando la habitación.

➤ Un remedio de la abuela dice: deja correr agua fría en los brazos para que el pulso aumente; con ello se alterará la circulación, como sucede con el café.

➤ ¡Beba mucho! A ser posible que no sea café, sino agua o té. El líquido es bueno para la hidratación. Especialmente el té verde nos mantiene despiertos y en forma durante mucho tiempo. Hiérvalo de forma correcta: que el agua esté cociendo antes de verter el contenido, así mismo dejarlo enfriar un poco; el té sólo debe dejarse reposar de 1 a 2 minutos.

➤ La mezcla de aceites etéreos hace verdaderos milagros

(pág. 31). Encienda lámparas aromáticas y se elevará espiritualmente a lo más alto, como si nada hubiese pasado… (Y llévese su perfume preferido al examen.)

¡A comer!

Quizás pertenece a esos que por la mañana sólo se toman una taza de café bajando las escaleras, después se compra algo en una panadería para llevar y, del mismo modo, al mediodía se come un bocadillo o en el comedor del trabajo pide el menú del día, y por la tarde no tiene ganas de cocinar. Con ello está llamando a gritos a la carencia de energía y al mal humor.

¿Qué y cuándo?

Haga de su mandamiento principal el dedicarse a diario cinco veces tiempo para sí mismo, durante el cual coma como Dios manda. La nutrición resulta básica para el buen humor (pág. 33), aunque no existan reglas para una comida adecuada, pues cada persona es diferente. Descubra probando y observando qué es lo que le sienta mejor (recomendaciones pág. 46).

De vuelta al hogar y poderse mimar

¿Con qué puede ser acariciada su alma? ¿Con qué se repone seguro de nuevo tras un día agotador? Coja papel y lápiz y escriba todo lo que se le ocurra. Puede serle de gran

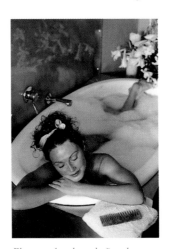

El puro relax de un baño o la acción, haga lo que prefiera.

ayuda su lista de cosas preferidas (página 19).

Cuelgue esta lista en un lugar visible, por ejemplo en la nevera o en la televisión… Pues probablemente no es ni lo uno, ni lo otro lo que necesita para regenerarse y distraerse.

Aquí un par de ideas:
➤ La ropa fuera, póngase el chándal y a moverse, practicando su deporte favorito.
➤ Ponga música, baile, déjese llevar.
➤ Relajarse bajo la ducha o sumergirse en un baño aromático.
➤ La meditación, el yoga, el Tai Chi.
➤ Cocinar algo bonito, cenar algo apetitoso.
➤ Hacer algo creativo: pintar, escribir, tocar un instrumento, bailar, el bricolaje, la jardinería, el teatro… Encuentre su forma particular de expresarse, ya que es lo único que podría ayudarle tras un día frustrante durante el cual no ha podido dedicarse nada a sí mismo.

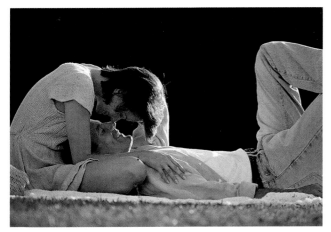

Salir por las tardes con su pareja es romántico y da mucha energía, y precisamente no ir al bar, sino disfrutar de un bonito paisaje.

➤ Una llamada telefónica. Quedar con amigos. Ir al cine. Desconectar.

➤ Pasar un tiempo magnífico con nuestro amor, en lugar de quedarse dormido frente al televisor.

¡Felices sueños!

El sueño es una de las principales razones para el buen humor. Si duerme mal, compruebe primero si puede ser debido a la alimentación (comer mucho, o comidas muy pesadas en la cena), a la bebida (cafeína), al colchón (demasiado blando, duro, viejo), a la cama (un lugar poco idóneo, recomendaciones página 46).

¡... y duerma de un tirón!

➤ Tome un baño relajante con dos gotitas de aceite de lavanda. Los pies fríos impiden dormir bien, contra ello ayuda una bolsa de agua caliente.

➤ Beba un té tranquilizante (tila o una mezcla para dormir); o leche con sémola de hinojo cocida o con miel.

➤ Los olores relajantes ayudan a dormir bien y a tener bellos sueños. Vierta algunas gotas en la lámpara aromática (página 30); especialmente da buenos resultados el aceite de naranja.

➤ Lea en la cama un libro relajante (por ejemplo, un libro de Zen, página 46). Ver la tele hasta altas horas de la noche o leer novelas de terror, pone al cuerpo bajo tensión y consecuentemente no puede relajarse como es debido, y en sus sueños se reflejarán esas escenas.

➤ En lugar de darle vueltas a los problemas, recolecte alegría (página 19), eso influirá positivamente en sus sueños.

➤ No intente forzar al sueño –precisamente así no conseguirá dormirse–. Pueden serle de ayuda los ejercicios de relajación de la página 18.

➤ Cuando nada funciona y se siente realmente mal, debería visitar al médico (consultar también la página 7).

Maravillosos **fines de semana** en los que sentirse bien

Cuando se trata del fin de semana, nos planteamos al principio una pregunta: ¿Qué necesito: descanso, estímulos, gente, tranquilidad? Ello dependerá del conjunto de cosas que hayamos vivido durante la semana.

Equilibrio y diversión

Quien haya estado correteando toda la semana, seguramente no tendrá ganas de escalar montañas el domingo. Y quien sólo ha estado sentado en el escritorio delante del ordenador, no necesitará ahora ver una maratón televisiva. Es necesario encontrar el equilibrio y recargar baterías.

Pregúntese de nuevo qué es lo que necesita en ese momento, pero, ¡cuidado!, a menudo nos parece que no tenemos nada más que hacer que no hacer nada, o bien no nos podemos imaginar la tranquilidad.

De esta forma nos estancamos: lo que no está a nuestro alcance, a menudo nos resulta precisamente lo mejor.

La lista del bienestar

➤ Haga, como lo hizo para las noches, una lista de las cosas que más le gusta hacer durante los fines de semana: ¿Cómo conseguir el equilibrio? ¿Qué le hace realmente feliz? ¿Dónde es capaz de recargar mejor las baterías? ¿Qué le aporta energía? ¡Y todo esto es válido tanto para los días soleados como para los lluviosos! Pues a menudo parece que el tiempo meteorológico incida en nuestra recuperación; si es así, no es usted lo suficientemente flexible.

¿Totalmente desganado?

¿No tiene ni idea de lo que podría hacer? ¿Está hundido en un sofá como un saco pesado y no se anima ni se esfuerza en ello? ¿Nada le anima?

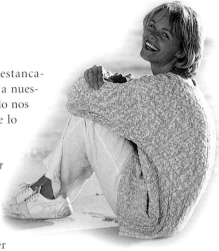

➤ ¡No encienda la televisión!, paralizaría por completo su estado.

➤ Deposite aceite en una lámpara aromática (pág. 31).

➤ Saque la lista con sus actividades favoritas: ¿Qué le apetece a primera vista? O simplemente elija al azar con los ojos cerrados y su dedo. Haga lo que haya señalado con su dedo, sin pensarlo más ni tener más cosas en cuenta; simplemente, ¡hágalo!

➤ También puede llamar a su mejor amiga y dejarse aconsejar un poco. Debe aceptar su ayuda, seguro que le aportará una idea o por lo menos nueva energía.

Totalmente amargado debido a la lluvia...

No se ponga melancólico si sus planes de fin de semana acaban pasados por agua; existen infinidad de posibilidades para disfrutar de la vida también con lluvia:

➤ No haga nada en absoluto, pase un día totalmente relajado en la cama: desayuno en la cama, quizá tomar un baño relajante, comida oriental o servicio de pizza, sesión de televisión, una novela magnífica, escuchar música, llamar por teléfono...

➤ Quedar para tomar algo con una amiga en un bar.

➤ Rebosar alegría durante una tarde de juego (especialmente divertido: sopa de letras o las adivinanzas; se puede jugar con los demás o de forma individual).

➤ Por último, vaya al museo, al cine, al gimnasio, a la piscina, a la sauna.

➤ Medite, escriba cartas, reflexione, sueñe.

consejo:

AMIGOS DE TODA LA VIDA

Los amigos son importantes, ellos pueden protegernos, escucharnos, compartir penas y alegrías, darnos nuevas ideas, y precisamente porque nos influyen tanto debemos ser muy selectivos.

Rodéese sólo de gente que le aprecie de verdad, y que le proteja y apoye en todo lo que usted decida y haga, ya que quien nos critica constantemente se extralimita, nos maneja o se aprovecha, muy bueno no puede ser.

Buenos criterios: tras una cita, ¿se siente usted satisfecho, descontento o vacío? ¿No hace más que dar vueltas a los problemas con el otro, o también se divierte? ¡Preocúpese mucho de usted!

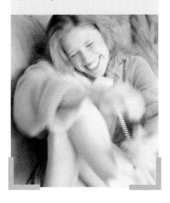

¡Totalmente diferente!

Haga usted algo inhabitual:

➤ Alquile una habitación de un hotel con una amiga o un amigo y haga turismo por el lugar como si fuera una luna de miel, o haga una escapada a algún lugar.

➤ Un ritual de amor tántrico: muchas velas, aromas sensuales, música romántica, manjares afrodisíacos, baños eróticos, masajes, danza de los siete velos, juego amoroso hasta altas horas de la noche, desayuno en la cama...

➤ Dedique un día entero a su cuerpo y a su alma, junto con una amiga: *peeling*, mascarillas, peluquería, bronceado, manicura y pedicura, quizá un tatuaje de gena, masajear todo su cuerpo suavemente con aceites, relajación profunda (pág. 18), escuchar música, charlar...

➤ Una fiesta sin estrés: ¡sólo usted la organiza y la distribuye! De esta forma pueden celebrarse fiestas más a menudo.

Buscar, encontrar

Índice alfabético

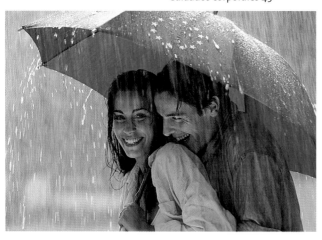

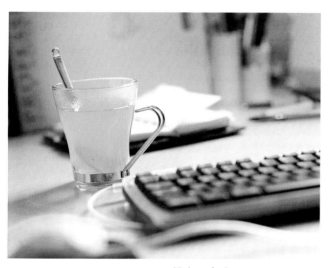

La autora

Felicitas Holdau es redactora y autora de temas como la salud y el bienestar. Ha estudiado la psicoterapia del cuerpo y posee amplia experiencia en los diferentes ejercicios y métodos terapéuticos.

Información útil

Los consejos propuestos en este libro han sido comprobados cautelosamente y puestos en práctica en consultas. Todo lector debe decidir si quiere y en qué medida desea cambiar sus aspiraciones. La autora y la editorial no se hacen responsables de los resultados.

Fotografías

Fotografía de portada: Tom Roch

Bavaria/TCL: Págs. 14, 23; B./VCL: Págs. 3 Mi., 4, 6, 16, 38, 42; Ch. Pág. Teubner: 37 GU. Pág. 3, 29, 39 (Tom Roch) 30 (Christian Dahl), (Studio R. Schmitz), Ifa-Bilderteam/IPP: Pág. 44; Banco de imágenes: Pág. 28 (David de Lossy), 35 (Carol Kohen); Jörg Schmellenberg: Págs. 10, 27; Mauritius/Age: Págs. 11, 32: M./Powerstock: 2 y 24; El stock del supermercado: Pág. 8 (Bill Binzen), 17 (Robert Essel), 18 (Grafton M. Smith), 45 (Steve Prezant); Tony Stone: Pág. 2 (Andreas Pollok), 13 (Ranald Mackechnie),20 (Arthur Tilley), 25 (Simon McComb), 36, 3 y (Joe Polillio); Zefa: Pág. 1 (Jack Affleck), 43 (Kevin Dodge), 21 (Michael Mahovlich)

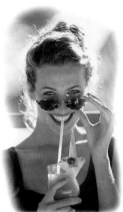

Créditos

Copyright © EDIMAT LIBROS, S. A.
C/ Primavera, 35
Polígono Industrial El Malvar
28500 Arganda del Rey
MADRID-ESPAÑA

Publicado originalmente con el título Einfach gut drauf.
©2002 por Gräfe und Unzer Verlag GmbH, Munich
Derechos de propiedad intelectual de la traducción a español: 2002 © por Edimat Libros

Colección: Sentirse bien
Título: Adiós a la tristeza
Autor: Felicitas Holdau
Traducción realizada por: Traduccions Maremagnum MTM
Impreso por: COFÁS

ISBN: 84-9764-267-8
Depósito legal: M-29510-2003

IMPRESO EN ESPAÑA – PRINTED IN SPAIN